前　言

本规范为针灸临床研究提供指导而制定，规定了开展针灸临床研究的基本原则、组织管理、人员资质等的基本要求和技术要素。

本规范按照 GB/T1.1–2009 给出的规则起草。

本规范由中国针灸学会提出。

本规范由中国针灸学会标准化工作委员会归口。

本规范的起草单位：中国中医科学院国家中医药管理局中医临床评价方法重点研究室。

本规范的主要起草人员：刘保延、何丽云。

本规范的起草人员：刘存志、李瑛、赵宏、李洪皎、文天才、闫世艳、白文静、赵凌、郑晖、刘佳、赵晔、张昕、邹冲、訾明杰。

本规范的审阅人员：张兆丰、李昱、王思成、邱岳、侯卫伟。

以下人员始终参与本规范的修订（按姓氏拼音排序）：常小荣、陈恳、东贵荣、段俊国、房繁恭、宫岩华、胡镜清、梁繁荣、刘鸣、刘清国、刘志顺、倪光夏、苏同生、王海南、王麟鹏、徐斌、杨金洪、余晓阳、岳增辉、赵吉平、赵京生、赵一鸣、周建伟。

本规范向以下部门征求了意见：科学技术部社会发展科技司、国家卫生和计划生育委员会科技教育司、国家食品药品监督管理总局医疗器械监管司、国家中医药管理局政策法规与监督司 4 个部门，国家中医药管理局直属直管单位 9 家，全国 31 个省级中医药管理部门，16 家国家中医临床研究基地，共计 65 个单位和部门。

同时，征求了中国针灸学会常务理事、中国针灸学会标准化工作委员会、全国针灸标准技术委员会、世界中医药学会联合会临床疗效评价专业委员会部分人员的意见。

引　言

　　针灸的临床研究证据关乎针灸在国内与国际上的广泛应用、发展与政策的制定。《临床试验管理规范》和《药物临床试验质量管理规范》（ICH－GCP）等在保障药物临床研究证据质量和水平中发挥着重要作用，已经成为药物临床研究的行为准则。其中的基本要求对于针灸临床研究也是适用的，但由于针灸干预的特殊性以及针灸临床研究目的的差异性，用药物 GCP 要求针灸临床研究并不完全适宜，所以科学技术部"十二五"科技支撑计划项目"针灸国际多中心疗效评价研究"在进行三种疾病临床研究的同时，将建立针灸临床研究管理规范作为重要的研究内容，国家中医药管理局科技司与政策法规司也设立了"针灸临床研究管理规范"的专项研究。研究由世界针灸学会联合会主席、中国针灸学会会长、中国中医科学院首席研究员刘保延牵头，组织长期从事中医针灸临床医疗、临床研究的专家以及临床流行病学、统计学、数据管理等方面的专业人员组成专家组与起草组，参考了国内外药物临床研究、医疗器械临床研究管理规范，结合针灸临床研究特点等起草了《针灸临床研究管理规范》（以下简称《规范》）初稿，初稿形成后，又先后 3 次向 30 多家针灸临床研究单位、研究组以及中医针灸临床研究的管理部门、中国针灸学会中的 500 多位专业人员征求了意见，召开了 18 次专题讨论会，对于收集到的数百条意见进行认真评估，修改完善了《规范》草案的内容、章节次序等，形成了目前的版本。

　　本《规范》的宗旨在于规范针灸临床研究中组织管理、研究对象的权益保障、研究设计、临床研究方案等的要求，以期保障针灸临床研究的质量和证据的公认度。本《规范》主要对针灸临床研究过程中的相关人员及活动的组织管理进行了规定，有关的技术与实施要求将在另外的细则中阐述。

第一章 总 则

第一条 《针灸临床研究管理规范》（简称《规范》）是针灸临床研究对象权益保障、临床研究设计、实施、报告，以及相关机构与人员管理的标准规定。

第二条 本《规范》根据针灸学科特点，参照国际协调会议（International Conference on Harmonization，ICH）公布的GCP、《药物临床试验质量管理规范》及《医疗器械临床试验规定》等制定，适用于以针灸干预为基础、以人为研究对象的针灸临床研究。

第三条 制定本《规范》的目的在于通过规范针灸临床研究过程中的行为，使研究对象的权益得以保障，使研究结果真实，使研究结论可靠，为针灸有效、安全地使用提供依据。

第四条 基本原则

（一）保护患者与研究对象权益、隐私是针灸临床研究的基础。研究实施过程应符合《赫尔辛基宣言》以及卫生主管等部门有关医学伦理和研究伦理的要求。

（二）充分尊重针灸个体诊疗、复杂干预、技能干预与医患互动等临床特点和文化特征，遵循中医针灸的理论体系，鼓励对针灸新学说、新方法的研究。

（三）针灸临床研究包括干预性研究、经络穴位的诊断研究、针灸防治效果的预后研究以及针灸器具的临床评价研究和卫生经济学研究等。

（四）针灸临床研究应采取阶梯递进的方法，既提倡在理想条件下使用随机对照试验方法验证其"效力"，也应积极开展在真实世界临床条件下针灸临床"效果"的比较研究与各种观察性研究。

（五）通过针灸临床研究信息全过程的透明化措施，保证研究的公允性，提升研究结果的公认度。所有针灸临床研究资料的记录、储存和分析过程都应可溯源，能保证资料的准确解释、核对和报告。

（六）针灸临床研究人员都应具有完成预期医疗和科研工作的足够资质和能力。而严格执行针灸临床研究方案、仔细观察并认真记录结果、及时发现并上报严重不良事件，是合格针灸临床研究人员应尽的义务。

第二章　组织管理

第五条　针灸临床研究可由政府机构、高等院校、科研院所、医疗机构和社会团体等组织机构发起。研究发起机构应以科研立项书的形式，确定研究立项，提出针灸临床研究目的。研究发起机构还承担着组织选聘研究负责人、批准研究预算、提供研究经费、监督研究进展、评估和验收研究结果等职责。

第六条　针灸临床研究一般包括：①项目确定；②研究队伍组建；③研究设计、研究方案制定与伦理审核；④研究实施与数据收集；⑤数据统计分析；⑥研究报告撰写与发表；⑦如果研究涉及多中心，还应包括组织培训、临床预研究、数据管理、质量管理等内容。

第七条　多中心管理。多中心针灸临床研究，应根据研究目的与研究内容，选择具备相关资质的临床研究单位作为分中心。作为分中心的研究单位应提供相应的研究条件，积极组织培训，采取必要的措施保障研究质量，按承诺完成研究任务。

第八条　合同管理。临床协作活动，均应以具有法律效应的合同/协议书等文书形式，通过相关机构与研究负责人的签章确认来明确各方的研究任务、权利义务以及经费分配等。合同/协议书应进行存档。

第九条　经费管理。研究经费应实行专款专用，列入临床合作协议中的经费管理内容应当符合国家相关政策法规和项目经费预算、执行的财务管理要求，并由财务人员对经费的使用进行日常管理与记录，课题结题前应按规定通过相应的财务审计。

第十条　档案管理。针灸临床研究中所产生的所有资料（如影像、图像、录音、文本、电子文档等），应进行整理编号并在独立文件柜存放；应有专人保管和管理；应主动接受质量控制部门的检查。针灸临床研究的原始数据档案，应当允许相关的监查员、稽查员、伦理委员会成员和管理部门视察。在研究结束后，所有资料应保存至少5年以上。

第十一条　知识产权管理。对针灸临床研究中可能形成的相关专利、论文、科技成果等知识产权，均应在研究开始前对持有人、论文作者、共同作者、通讯作者、作者排名原则等，作出明确规定，并形成各相关人员签字的文件。

第三章 研究对象的权益保障

第十二条 针灸临床研究应符合世界医学大会《赫尔辛基宣言》临床研究伦理以及医学伦理的基本原则，在公正与尊重人格的前提下，力求使研究对象最大程度受益和尽可能避免伤害。

第十三条 针灸临床研究方案应通过伦理委员会审查和批准。伦理委员会应由 5 名以上委员组成，包括医药专业、非医药专业、法律专业以及外单位人员，并且应有不同性别的委员。对于针灸临床研究方案的审查，应有针灸的专业人士或独立的针灸顾问参加。

第十四条 针灸临床研究应在获得伦理委员会审批同意后方可实施；实施过程中，应依照伦理委员会的要求，及时提交修改的研究方案，发生严重不良事件时，应及时报告伦理委员会及项目主管部门。

第十五条 提供给研究对象签署的书面知情同意书，内容要符合知情同意书的一般要求，应对可能得到的替代治疗及其程序或过程加以说明；研究对象可以拒绝参加研究，或在任何时候退出研究，并且不会因此受到处罚或损失本来应当得到的治疗。

第十六条 对于利用临床病历信息与相关数据库资料进行的真实世界临床研究，也应经伦理委员会的审核批准，其中患者知情同意的内容和形式可按照医学伦理的要求执行；应特别关注对患者隐私、医疗信息知识产权的保护。

第四章　研究设计

第十七条　针灸临床研究设计主要包括医学设计、统计设计、伦理设计和管理设计等。根据针灸临床研究的特点，对于研究人员及研究对象的依从性和可能产生的各种偏倚，应有专门的分析与控制措施，对针灸操作应有严格的培训、一致性检验与现场操作的质量控制；应明确表述腧穴定位方法、操作技术及器具规范；应尽可能地采用国际、国家或行业的相关标准。

第十八条　针灸临床研究的医学设计首先应明确研究目的与要解决的临床实际问题，在充分吸纳前人经验的基础上，根据前期研究结论建立合适的临床研究假说，并能提供相关的证据。

第十九条　针灸临床研究应采取阶梯递进的研究方法，依据针灸干预方案的成熟度，将针灸临床研究分为干预方案的临床发现阶段、优化完善阶段、验证阶段、临床推广应用与再评价阶段。

每一阶段的临床研究设计，均应根据本阶段临床研究要素的具体情况，如干预措施、干预效果、干预对象、已有的其他标准化干预方法以及临床研究的环境因素等，确立适当的研究目的和研究假说；应根据影响针灸效应的穴位或刺激部位、刺激方法以及人体状态等因素，审慎选择合理恰当的设计方案，尤其应注意根据研究目的选择合适的对照组，对照组的干预措施也应提供具体方法、选择依据以及出处；对于拟作为"假针灸"的对照方法，可经过小样本的临床预实验来确认其预设的对照作用。

第二十条　统计设计应首选可以确切反映临床效果、重要性强、可以量化测量、专业领域公认的评价指标。应对评估者盲法的实施制定详细的计划；应根据针灸临床研究阶段，选择合适的数据获取及管理方法；应做好统计分析计划，预先做好亚组分析的设计；应充分考虑针灸操作的实施情况、穴位或刺激部位动态、敏化特性、针灸效应与人体状态相关性等因素对设计类型、样本含量以及评估指标的影响。

第二十一条　伦理设计应根据研究对象权益可以得到充分保障，同时临床研究可以有效开展的要求，深入分析研究对象的受益与潜在风险；应对晕针、针孔出血、皮肤起泡等制定相应处理措施，尤其应对危险部位针刺等可能出现的意外制定相应的处理预案；应针对不同阶段针灸临床研究的人群特点，起草相应的知情同意书。

第二十二条　在临床研究管理设计中，应针对影响依从性的具体原因，制定可靠有效的管理措施，尽量减少病例脱落；对于研究者、操作者与指标评估者的管理、培训以及实际掌握水平制定详细的计划，做好培训效果的一致性测评；应对针灸临床实施制定规范的操作规程，并有临床的质量监测措施，保障群体层次临床干预的预期效果。

第二十三条　针灸是一种医患互动的复杂干预过程，在管理设计中，应认真分析研究者与研究对象互动对针灸临床研究结果的影响，制定相应的管理措施，保障研究基线的可比性以及研究结果的可靠性。

第五章　临床研究方案

第二十四条　针灸临床研究方案，是针灸临床研究培训、实施与质量控制、监督检查以及针灸临床研究信息公开的依据，应在研究负责人与研究发起机构共同商定的研究目标与研究内容的基础上，由研究负责人组织起草，经伦理委员会审批后实施。

第二十五条　针灸临床研究方案宜在国际或者国内公开机构进行登记注册，向社会公布研究目的、研究设计和主要内容。建议已经注册登记的针灸临床研究方案在相关杂志公开发表，增加临床研究信息的透明度。

第二十六条　针灸临床研究方案的基本内容如下，可以根据研究规模、研究目的以及立项部门的要求等适当调整。

（一）研究题目。

（二）研究发起机构、研究负责人、研究承担单位、统计单位及其负责人、数据管理单位及其负责人、监查单位及其负责人、研究者的姓名及资质、研究场所。

（三）研究摘要。

（四）研究背景。

（五）研究目的。

（六）研究设计类型。

（七）样本量及其计算依据。

（八）研究对象。

（九）干预措施/暴露因素与对照措施/合并治疗。

（十）评价指标（主要评价指标和次要评价指标）和评价方法。

（十一）不良事件监测、登记与处理方法。

（十二）研究流程图。

（十三）观察周期、随访时间和保证研究对象依从性的措施。

（十四）完成、中止研究的标准。

（十五）质量保证与质量控制。

（十六）数据管理计划。

（十七）统计分析计划。

（十八）研究对象权益保障措施。

（十九）参考文献。

第二十七条　临床研究中，若确有需要，可以按规定程序对研究方案作修改。重大修改须经伦理委员会批准后方可实施，修改后的方案应在研究发起机构处备案。

第二十八条　针灸临床研究应制定研究者工作手册与研究对象手册。研究者工作手册是对研究方案、培训方案以及临床研究中有关的临床资料和非临床资料的汇编。研究对象手册是向研究对象介绍和说明所参与临床研究的基本情况、参与内容以及研究对象的义务与权益等。

第二十九条　研究者手册应至少包含以下内容：

（一）版本编号、使用期限。

（二）研究背景。

（三）目标与内容。

（四）研究任务分工及联系方式。

（五）各类记录文件填写说明及操作规范（standard operation procedure，SOP），如：①研究病例及病例报告表（case report form，CRF）填写的SOP（含指标及术语解释等）；②研究对象日记卡以及量表等填写的说明与SOP。

（六）各类操作规范（SOP），如：①操作方法的SOP（含针灸操作、仪器操作等视频、图像、文档等形式的资料）；②质量控制的SOP；③标本管理的SOP（含标本检测、运输等）。

（七）各类研究人员的培训、考核安排以及多媒体培训教材清单。

（八）附件：①培训教材（多媒体）；②参考文献。

第三十条 研究对象手册至少包含以下内容：

（一）研究背景。

（二）研究内容介绍、受试对象受益与风险分析。

（三）研究对象的权利与义务。

（四）附件：①知情同意书；②研究对象日记卡；③与研究疾病相关的科普知识。

第六章 相关人员的资格与职责

第三十一条 大型的针灸临床研究及其相关人员一般包括研究负责人、研究秘书、研究助理、临床研究者、针灸操作者、指标评估者、统计人员、质量管理人员、数据管理人员、财务人员以及研究管理人员等。

第三十二条 参与针灸临床研究的人员均应具备基本的科研素养，认真严谨的态度，高度的责任心，实事求是的精神；并经过系统的针灸临床研究方法培训，取得相应的资格认定。

第三十三条 参加研究的各类人员都应当具有相应专业技术职称任职和执业资格，获得所在单位的同意，签署科研诚信尽责承诺书，保证有充分的时间在方案规定的期限内完成研究任务，均需接受研究方案的专门培训并通过考核，保证按照方案执行。

第三十四条 研究负责人是针灸临床研究的首要责任人，负责研究目的、研究内容的确定以及研究设计与研究方案的制定；负责研究经费的预算与执行以及相关的奖励；负责选择承担临床研究的机构和研究者，负责其资格及条件的审定；在获得研究发起机构与伦理委员会批准后，负责研究方案的实施和质量保障；负责研究报告的起草与发表。研究负责人可选择具备资质的人员担任研究秘书。研究秘书按照研究负责人的要求，进行相关的文字和联络工作。研究负责人可以根据需要选聘研究助理。研究助理受研究负责人的委托管理相关方面的工作。多中心的、较大型的针灸临床研究可以成立由研究负责人领导的项目办公室，协助对项目实施管理。

列入国家与部门科技计划的针灸临床研究按照要求，实行研究负责人与牵头单位负责人双负责制，保证项目的顺利实施和经费的正常使用。

第三十五条 临床研究者是针灸临床研究现场实施的责任人，应严格按照研究方案实施，保证研究质量，及时处理各种不良事件和并发症；对于严重不良事件和严重并发症，应上报规定部门。研究者应负责将研究数据真实、准确、完整、及时、合法地载入病历和病例报告表。临床研究者根据研究需要，可以选聘针灸操作者。

第三十六条 针灸操作者是研究者根据需要选聘的临床操作人员。操作者应经过培训并考核合格，应在项目办公室登记备案，熟悉针灸操作的各种规程和程序，熟练掌握针灸操作的相关细节和参数，并接受研究负责人组织的操作效果一致性检查。操作者宜相对固定，操作接任者应重新培训与备案。

第三十七条 指标评估者应由不参与针灸操作和试验分组、但具有相关专业资质的人员担任，由研究负责人选聘。指标评估者应坚持公正、规范、科学、严谨的原则，不能主动了解临床研究的分组，以保证测量结果真实准确。

第三十八条 数据管理人员（又分为数据管理员、程序员、医学编码人员和录入员等）由研究发起单位选聘，大型研究可以由第三方的专业团队担任。数据管理人员应按照相应的操作流程与操作规范，负责数据管理工作，保障数据的质量。

第三十九条 统计分析人员应由专业生物统计学人员、临床流行病学专家或经过系统统计方法培训的人员担任，由研究负责人选聘。统计分析人员作为临床研究组的主要成员，在临床研究设计、临床研究统计计划制定、数据统计分析以及临床研究报告的数据图表准确表达中发挥重要作用。

第四十条 临床研究的财务人员由临床研究承担单位的财会人员担任，其职责是协助研究负责人确保临床研究的经费预算按照研究任务书的要求与国家有关部门研究经费管理的规定和制度进行，协助做好课题结题验收时的经费预算执行报告与审计工作。

第四十一条 研究管理人员应由临床研究承担单位相关科研管理部门的人员担任，其职责是协助研究负责人进行组织协调，指导与督促临床研究按照相关规定实施，监督研究经费的合理合规使用及研究成果的发布与交流，并协助和督促做好临床研究组与承担单位相关部门的联系和协调工作。

第四十二条 临床研究承担单位宜设立独立的监查员。监查员应具有高度责任感，严格按照监查计划和操作规程，对所有纳入研究对象进行监查，重点监查针灸方案执行的真实性、规范性和依从性；每次监查后应向研究负责人递交书面报告并及时反馈研究中出现的问题；主动接受稽查和视察。

第四十三条 稽查员可由研究发起机构委派或指定，负责对临床研究人员的资质、培训情况以及临床研究实施情况进行系统性检查，以评价研究是否按照设计方案、标准操作规程以及相关法规要求进行，研究数据是否记录得及时、真实、准确、完整，负责对监查员的工作进行评估。

第四十四条 研究发起机构可组织视察员对整个临床研究工作进行全面或重点的检查、评估和指导。在每次视察后应形成书面文件，提交研究发起部门和研究负责人。

第七章　质量管理

第四十五条　针灸临床研究质量管理是通过制定与实施研究操作、数据产生、记录以及报告计划，并依据质量要求对研究过程中相关操作技术和活动开展查证来进行的。针灸的操作准确性、各指标评估与记录的真实可靠性是针灸临床研究质量管理的重点。

第四十六条　针灸操作培训是针灸临床质量保障的关键环节。对于临床干预方案，应组织所有研究者、针灸操作者进行现场培训；应制定详细的操作培训教材，利用视频、图像等多种形式，讲解操作要点。针灸操作者通过操作培训考核后，才有资格在研究中进行针灸干预的操作。

第四十七条　大型针灸临床研究建议采用内部质控、监查、稽查、视察四级质量控制体系。质量控制的主要内容应包含研究过程的伦理资料检查，入组标准的审核，操作与记录的完整性、一致性、及时性以及准确性，操作者对方案的依从性，研究对象的真实性，针灸操作者、指标评估者的资质及评价过程，研究档案的保存，研究数据溯源等内容。真实世界针灸临床研究，也宜建立明确、有效的质量控制方法，保证临床数据的完整性、准确性、及时性等。

第八章 数据管理与统计分析

第四十八条 数据管理是临床研究中质量控制的重要环节，针灸临床研究应根据研究目的和设计方案选择适合的数据管理方法，以确保数据的可靠、完整和准确。

第四十九条 数据管理工作应当贯穿临床研究始终，为保证数据清理过程的真实性和数据的溯源性，数据清理过程中的文档均应保存。

第五十条 为了保证针灸临床研究中更好地实施盲法，尤其是大型的多中心的研究，建议采用合理的随机化方案和第三方数据管理，使临床研究结果客观公正。

第五十一条 在针灸临床研究中使用计算机系统的，应当确保系统本身和所运行环境的安全、稳定和可靠；操作系统的人员应该进行培训并具备相关的资质。计算机系统本身应该至少具备权限管理、痕迹稽查、数据备份等基本功能。为了研究数据汇交和深入利用，数据库设计时应当遵循国际、国内和行业的有关数据和术语标准。

第五十二条 统计分析时应根据研究目的和数据特点，选择适宜的、规范的统计分析方法进行数据的统计分析。

第五十三条 针灸临床研究应在研究方案设计阶段预先制定出统计分析计划，包括具体的分析指标及统计分析方法，并形成正式的文档。若分析过程中发生变动，应说明理由。对于真实世界临床研究，应注意数据挖掘方法的合理应用。

第九章　临床研究报告

第五十四条　所有针灸临床研究结束后，应撰写临床研究报告，无论研究结果是阳性还是阴性，也无论临床研究是否按计划完成、是否达到研究目的。研究报告应特别关注研究结果的真实性与研究结论的可靠性，同时应保证如实采用临床研究报告中的数据，保证数据的准确性、完整性。

第五十五条　所有针灸临床研究报告均应提供给研究发起部门、相关管理部门、参与研究的临床机构及伦理委员会等。针灸临床研究报告是项目结题验收、成果鉴定、推广运用以及研究论文发表的重要依据。

第五十六条　鼓励所有注册登记的针灸临床研究，在适当的时间将研究结果和结论的摘要在登记注册部门公布；由政府部门资助的针灸临床研究结束后，应根据相关规定将原始数据库汇交至指定的部门，以便核查、数据共享和再利用。

第五十七条　鼓励公开发表研究结果和结论。在研究论文发表时，应严格遵守中华人民共和国《著作权法》《专利法》及中国科协颁布的《科技工作者科学道德规范（试行)》等国家有关法律、法规以及学术道德规范。

第五十八条　针灸临床研究论文发表时，宜标明针灸临床研究登记注册号；对于已经登记注册的针灸临床研究论文，建议在相关刊物予以优先发表。

第五十九条　临床研究报告是临床研究结果呈现的重要形式，病例报告表中记录的内容是临床研究报告的主要数据来源，报告应当与研究注册和方案发表时公布的研究方案保持一致，报告应当包含以下内容：

（一）题目：应反映研究设计类型、研究对象和主要干预措施。

（二）引言：研究背景、研究必要性、研究目的和拟解决的临床问题。

（三）研究基本信息：研究负责人、研究编号、项目经费来源、研究实施周期、研究参与单位、研究参与人员、研究注册信息。

（四）伦理学审批：提供伦理审批机构信息、伦理审批时间和伦理审批号。

（五）研究设计：研究设计类型、研究对象（纳入标准、排除标准、中止标准）、对照组设置方法、样本含量估算依据、干预措施、评价指标、数据管理、质量控制、统计学处理等。

（六）研究结果：基线资料、人口学资料、主要指标、次要指标、安全性分析。

（七）研究结论：应根据研究结果，在全面分析同类研究的同时，审慎、客观地提出研究结论，回答研究目的以及临床的指导意义。同时，应对研究中存在的不足、进一步的研究计划等进行适当的阐述。

（八）根据临床研究类型的不同，适当调整相应的报告内容。

第六十条　针灸临床研究报告撰写时，应根据不同的研究类型参照以下规范：

（一）针灸临床干预措施报告标准：《针刺临床试验干预措施报告标准修订版：CONSORT 声明的扩展：STRICTA（2010)》。

（二）随机对照临床试验的报告规范：CONSORT 声明。

（三）随机对照临床试验的 Meta 分析报告规范：QUOROM 声明。

（四）系统评价和 Meta 分析优化报告规范：PRISMA 声明。

（五）非随机设计的研究的报告规范：TREND 声明。

（六）流行病学观察性研究的报告规范：STROBE 声明。

（七）流行病学观察性研究的 Meta 分析报告规范：MOOSE 声明。

（八）诊断准确性研究的报告规范：STARD 声明。

（九）基因相关性研究的报告规范：STREGA 声明。

第十章 术 语

1. 针灸临床试验/研究（clinical trial/study of acupuncture and moxibustion）

以人为对象进行的任何意在发现或证实一种针灸疗法的临床疗效；和/或确定一种针灸疗法的任何不良反应、安全性和/或有效性的研究。

2. 针灸（acupuncture and moxibustion）

针灸是针法和灸法的合称，是中医学的重要组成部分之一，以传统针灸经络腧穴理论为基础，包括传统针灸疗法以及近年来发展的针灸新疗法。

3. 研究者（investigator）

针灸临床研究中的研究者是指参与针灸临床研究的各类专业人员，包括研究负责人、研究秘书、科研助理、随机申请员、针灸操作者、疗效评价人员、质控人员、数据录入员与研究管理人员等。

4. 针灸操作者（manipulator of acupuncture and moxibustion）

指在针灸临床研究中针灸干预措施的实施人员。

5. 效力（efficacy）

指干预措施在理想条件下能达到的最大期望作用。效力强调理想条件下干预的自身作用，目的在于解释干预的作用机制。效力体现的是干预措施的净效应。

6. 效果（effectiveness）

指干预措施在实际真实条件下能达到的作用大小。效果是效力和医疗卫生服务条件、水平的综合结果。

7. 临床研究设计（clinical study design）

临床科研首先应有明确的研究目的，在此基础上，根据研究目的的需要提出科研假设，确定验证或检验该假设的适当的研究对象、适当的研究方法。这个过程被称为临床研究设计。

8. 独立的伦理委员会（independent ethics committee，IEC）

一个由医学专业人员和非医学专业人员组成的独立机构（研究机构的、地区的、国家的或超国家的审评机构或委员会），其职责是保证参加试验对象的权益、安全性和健康；通过对研究方案、研究人员、设施以及用于获得和记录研究对象知情同意的方法和材料的合理性进行审评和批准，提供起促进作用的意见，以对这种保护提供公众保证。

在不同的国家，独立的伦理委员会的法律地位、组成、职责、操作和管理要求可能不适用，但是应当如本指导原则所述，允许独立的伦理委员会按 GCP 进行工作。

9. 机构审评委员会（institutional review committee，IRB）

由医学、科学和非科学成员组成的一个独立机构，其职责是通过对试验方案及其修订本、获得受试对象知情同意所用的方法和资料进行审评、批准和继续审评，确保一项试验的受试对象的权利、安全和健康得到保护。

10. 针灸不良反应（adverse reaction of acupuncture and moxibustion，AAMR）

指在正常针灸操作、强度下，应用针灸进行预防、诊断或治疗疾病的过程中，发生与治疗目的无关的有害反应，内容上排除了因针灸材料、器械等质量问题或不规范操作等所引起的反应。

11. 不良事件（adverse event，AE）

在针灸临床研究中，临床研究对象中发生的任何未预期或不适的症状、体征、疾病，或可能导致身体伤害，暂时与针灸治疗有关联，但不一定与针灸治疗有因果关系的事件。

12. 真实世界研究（real world study，RWT）

真实世界是相对于"理想世界"而言的。二者主要是从临床科研实施的环境条件来区分的。真实世界的临床科研，是指在常规医疗条件下，利用日常医疗实践过程中所产生的信息而开展的科研活动。在这一过程中，医务人员以患者为核心，以改善和保障患者健康状态为目标，充分发挥自己的主观能动性，选择适合的诊疗手段；所开展的医疗活动均非为了某种研究目的，而人为地对患者、医生、检测条件等进行特别的规定。目前，真实世界中日常临床诊疗实践所产生的信息，通过病历、各种理化检测手段、医嘱记录、住院记录等多种形式被保存下来。真实世界的临床科研，是利用临床诊疗记录所产生的数据上开展的科研。

理想世界的临床科研则要求根据研究目的，人为地通过一定的方法，使研究对象尽量保持高度的一致性，参与研究的医护人员、检验人员都应具有相同的资质，检测设备型号、试剂应一致，访视的时间应定期等，而收集数据的方法通常是用事先确定的、针对研究目标和观察内容的临床观察表特别进行记录的。即在通常医疗条件下，利用临床实际诊疗数据所开展的临床研究。

13. 临床研究要素（PICOST）

（1）研究对象（patient or population），指患者或人群。

（2）干预措施（intervention），如治疗方法以及诊断方法。

（3）对照措施（comparison），即比较因素。

（4）结局（outcome），即干预措施的诊疗效果。

（5）研究场所（site）。

（6）研究观察所持续的时间（time），包含诊疗时间和疗程。

14. 病例报告表（case report form，CRF）

设计用来记录研究方案要求向研究者报告的有关每一例对象的全部信息的印刷的、光学的或电子的文件。

15. 依从性（compliance in relation to trials）

遵循与试验有关的所有要求、临床研究管理规范（GCP）要求和适用的管理要求。

16. 偏倚（bias）

指在临床研究中，研究结果总是会或多或少地偏离真实情况，这种偏离也称为误差（error）。

17. 临床试验管理规范（good clinical practice，GCP）

此为临床试验设计、实施、执行、监查、稽查、记录、分析和报告的标准，为数据和所报告结果的可信性和准确性提供了保证，并保护试验对象的权利、完整性和机密性。

18. 数据与安全监查委员会（data and safety monitoring boards，DSMB）

由研究者设立一个独立的数据监查委员会，它定期对研究进展、安全性数据和有效性终点进行评估，向研究者建议是否继续、调整或停止试验。

19. 知情同意（informed consent）

一个对象在被告知与其作出决定有关的所有试验信息后，自愿确认他或她参加一个特定试验的意愿过程。知情同意采用书面的、签字并注明日期的知情同意书。

20. 对象/研究对象（subject/trial subject）

参加一个临床研究，作为研究方法或方案的接受者或作为对照的个人。

21. 针灸临床研究的医疗机构（medical institution of acupuncture and moxibustion clinical study）

开展与针灸临床研究有关活动的医疗场所。

22. 质量管理（quality management，QM）

对整个质量评价的过程，包括质量保证（quality assurance，QA）和质量控制（quality control，QC）。

23. 标准操作程序 （standard operation procedure，SOP）

为完成一个特定职责并保证其均一性而指定的详细书面说明。

24. 临床研究透明化 （hyalinization of clinical research）

临床研究透明化是指通过公开研究临床研究设计、实施过程，并通过各种管理监督措施，保证临床研究结果的公允性和公认度。
